NOUVELLE MÉTHODE DE TRAITEMENT

DES

MALADIES DE LA PEAU

PRÉSENTÉE A L'ACADÉMIE DE MÉDECINE

(Séance du 17 Septembre 1889)

F. LENORMAND

MÉDECIN-SPÉCIALISTE

ANCIEN AIDE-MAJOR DES HOPITAUX MILITAIRES

AVEC L'EXPOSÉ DE LA NOUVELLE DOCTRINE

ET LA DESCRIPTION RÉSUMÉE

D'UN GRAND NOMBRE D'OBSERVATIONS

EN VENTE

A PARIS, CHEZ A. DELAHAYE, LIB.-ÉDITEUR

PLACE DE L'ÉCOLE-DE-MÉDECINE

A MELUN, CHEZ L'AUTEUR

MÉDECIN-CONSULTANT

Le Mercredi et le Samedi

1892

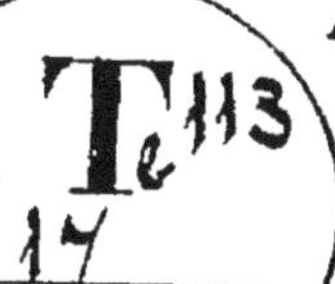

NOUVELLE MÉTHODE

DE TRAITEMENT

DES

MALADIES DE LA PEAU

NOUVELLE MÉTHODE DE TRAITEMENT

DES

MALADIES DE LA PEAU

PRÉSENTÉE A L'ACADÉMIE DE MÉDECINE

(Séance du 17 Septembre 1889)

F. LENORMAND

MÉDECIN-SPÉCIALISTE

ANCIEN AIDE-MAJOR DES HOPITAUX MILITAIRES

AVEC L'EXPOSÉ DE LA NOUVELLE DOCTRINE

ET LA DESCRIPTION RÉSUMÉE

D'UN GRAND NOMBRE D'OBSERVATIONS

EN VENTE

A PARIS, CHEZ A. DELAHAYE, LIB.-ÉDITEUR

PLACE DE L'ÉCOLE-DE-MÉDECINE

A MELUN, CHEZ L'AUTEUR

MÉDECIN-CONSULTANT

Le Mercredi et le Samedi

1892

DU TRAITEMENT
DES MALADIES DE LA PEAU

ETUDE CLINIQUE & THÉRAPEUTIQUE

INTRODUCTION

En présentant au corps médical, meilleur juge compétent en pareille matière, le résumé de nos études cliniques et thérapeutiques, nous avons le désir formel de donner de l'extension au traitement des maladies de la peau et de faire connaître une nouvelle méthode thérapeutique. Nous disons à tort « nouvelle », car il y a plus de trente ans que nous avons commencé la série d'études dont ce travail doit être considéré comme un extrait.

C'est à l'hôpital militaire de Versailles, dans le service de nos éminents maîtres, les Docteurs Cateloup et Marit, médecins principaux de l'armée, que nous avons commencé ces études. Nous les avons continuées depuis avec une application persévérante, et nous nous sommes particulièrement attaché à perfectionner notre nouveau mode de traitement des maladies cutanées. Il nous a donné les plus grandes satisfactions ; ses succès ont été si nombreux, et ses résultats si remarquables, que nous croirions manquer à un devoir si nous ne venions pas exposer notre méthode devant le corps médical.

Notre pensée, en écrivant ces pages, n'est point une pensée de vanité ou d'ostentation. Notre but est plus modeste, et nous serions largement récompensé de tous nos travaux et des nombreuses recherches auxquelles nous avons dû nous livrer, si nous pouvions espérer de donner confiance à nos confrères, et de leur persuader qu'ils peuvent, par notre mode de traitement, procurer à de nombreux malades, réputés incurables, une guérison qu'on demanderait en vain aux moyens ordinaires de la vieille dermatologie.

Qu'on nous pardonne d'insister sur ce point, qui a toujours été l'objectif de nos persévérants travaux. Nous sommes tristement impressionné toutes les fois que nous nous trouvons en présence de ces malheureux atteints d'affections cutanées, qui les défigurent et en font un objet de répulsion en les rendant hideux à la société, à leurs familles et à eux-mêmes. Aussi, nous avons toujours cherché, souvent avec succès, à améliorer leur triste situation.

On devine, par les lignes qui précèdent, que la publication de ce travail est une sorte de mission que nous nous sommes imposée. Nous ne négligerons rien pour généraliser, pour vulgariser même, les moyens que nous possédons pour la guérison des maladies de la peau, quels que soient le sexe, l'âge et le tempérament des malades. On pourra juger de la facilité et de la simplicité de notre traitement, en même temps que de son efficacité. Nous avons la persuasion, bien douce, il faut l'avouer, d'avoir institué un traitement qui jugule, pour ainsi dire, les affections cutanées prises à leur début et qui empêche l'évolution de ces ravages épouvantables dont on trouve tant d'exemples dans les hôpitaux spéciaux.

La longue expérience que nous avons de la pathologie cutanée nous porte à supposer que l'efficacité de notre traitement se manifeste, non-seulement sur la maladie, *in situ*, mais encore dans l'intimité de l'organisme du malade en empêchant la transmission de la diathèse au produit de la conception.

Pourquoi ne serait-il pas permis de croire, je dirai mieux, d'affirmer, que les rachitiques, les scrofuleux, sont l'œuvre des dermatoses.

Si la science médicale a fait des progrès, n'est-il pas logique que la Société en profite surtout au point de vue physiologique, afin d'avoir des hommes aptes, par leur force physique, au travail qui fait la prospérité des familles et la richesse des nations. Par leur organisation parfaite, ils développent leurs facultés psychologiques, afin d'arriver à ce degré de perfectionnement moral, autant qu'il est possible chez l'homme; moyennant une éducation qui aura pour base fondamentale la fraternité de tous pour tous.

L'éducation ne peut être complète dans la plupart de ces cas, sans un parfait organisme; *mens sana in corpore sano.*

Si le médecin, pour être tel, a besoin d'une saine intelligence, il est nécessaire que ses sens soient aussi parfaits que son intelligence même. Or, cette perfection physique est impossible chez les êtres issus de parents atteints d'affections cutanées, en raison même de leur organisation délicate du premier âge. Cette faiblesse innée les empêche souvent de se développer avec cet ensemble harmonieux tant nécessaire au développement des facultés intellectuelles, et prive la société d'hommes bien constitués, physiquement et moralement.

Mais si un nombre infini de circonstances concourt à faire avorter le but de la nature chez un sujet venu au monde dans toutes les conditions possibles d'une bonne constitution, à plus forte raison ce but sera-t-il détruit chez les enfants déjà frappés d'une diathèse contractée dans le sein maternel !

Notre méthode se propose deux buts : 1° guérir ceux qui sont atteints de maladies de la peau, 2° empêcher les descendants d'en être atteints par transmission congénitale.

DESCRIPTION

DE LA

MÉTHODE LENORMAND

POUR LE TRAITEMENT DES

MALADIES DE LA PEAU

Les maladies cutanées sont restées depuis un temps immémorial dans le chaos. C'est en dermatologie que l'influence nuisible des théories malsaines s'est fait surtout sentir.

Autrefois la lésion cutanée était tout, on faisait bon marché de l'état général des malades ; c'est à peine si l'on remarquait le sexe, l'âge ou le tempérament du sujet.

Nous jetterons un coup d'œil en arrière pour prouver que c'est surtout en ce siècle que la dermatologie a fait les progrès les plus sensibles.

Les maladies de la peau, connues dans l'antiquité, paraissent avoir été très communes chez les Egyptiens. Dans le livre du Lévitique, Pentateuque de Moïse, il est ordonné de séparer du reste du peuple et d'isoler avec soin les personnes atteintes de lèpre, maladie désignée alors sous le nom de *tsarath*. Les lois des Juifs sur la lèpre furent tirées de la pratique des Egyptiens, selon Hérodote qui écrivit dix siècles après Moïse. Les médecins grecs entendaient par *lèpre* une affection squameuse de la peau dont la superficie seule était atteinte, et qui ne ressemblait pas au tsarath dont parle Moïse, qui détruisait les chairs jusqu'aux os. Quoiqu'il en soit, l'usage du mot lèpre fut consacré par le temps; et nous constatons ici un remarquable exemple de la confusion que jette dans cette étude l'emploi d'une même dénomination appliquée à des affections de nature différente.

Nous ne faisons ces remarques que pour montrer combien la confusion était profonde. Les Juifs étaient si effrayés et si ignorants quant à la nature du mal, qu'on les voit prendre pour la lèpre une foule de maladies, y compris les moisissures de murailles.

Très communes chez les Grecs, ces maladies sont encore désignées, dans le langage médical, sous le nom que leur donnait Hippocrate.

Les auteurs grecs appliquèrent le terme *psora*, qui veut dire aspérité, à une foule d'éruptions diverses et probablement aux affections vésiculeuses ou pustuleuses, comme l'eczéma, l'acné, etc. Aristote attribuait au psora un caractère contagieux parce qu'il en découlait une humeur visqueuse ; il la distinguait aussi de la lèpre, affection squameuse sèche.

Les Grecs connaissaient probablement la gale, mais il est probable qu'ils la confondaient avec une foule d'autres maladies de la peau qui avaient pour caractère prédominant de vives démangeaisons. Cette dernière maladie a surtout été étudiée lorsqu'on a connu l'animal qui produit les éruptions en s'insinuant dans l'épaisseur de la peau.

Aétius parle, le premier, de l'eczéma, et il donne ce nom à des éruptions accompagnées de chaleur et de douleurs, et couvrant la presque totalité du corps. Celse, qui écrivit sous Tibère, parla pour la première fois d'impetigo, de papulæ, de porrigo, de sycosis, de vitiligo, etc.

Le sycosis paraît avoir existé chez les Romains, et Pline dit qu'il fut transmis par contagion à divers habitants de Rome par un chevalier romain qui l'apporta de l'Asie. La plus grande partie de la population en fut bientôt affectée par suite de l'usage où étaient les Romains de se saluer par un baiser.

Galien, qui écrivit lorsque les mœurs et les vertus de l'ancienne Rome étaient remplacées par les vices les plus effrénés, parle de l'éléphantiasis des Grecs comme d'une affection susceptible d'une guérison facile. Mais plus tard Arétée de Cappadoce, déclare que l'éléphantiasis est au-dessus des ressources de l'art, et cette maladie l'emporte, selon lui, sur toutes les autres avec une telle violence qu'il lui donne le nom de *maladie herculéenne*. On lui assigne, dit-il, le nom d'*éléphantiasis* parce que la peau est couverte de squames comme celle qui recouvre l'éléphant. On voit que les écrivains de ce temps n'étaient pas bien fixés sur les différences qui existaient entre l'éléphantiasis des Grecs et celui des Arabes.

Aucune classification n'avait été tentée et il faut arriver au XVIe siècle pour en trouver une ébauche par Mercurialis. Turner fit aussi un essai de classification vers le milieu du XVIIIe siècle. Cette dernière fut reproduite et perfectionnée plus tard par Alibert.

Nous ne pouvons nous étendre plus longuement sur ce point d'historique ; il nous suffit d'avoir montré comment, de tous les temps, on ne s'est occupé que de la lésion. Ce n'est vraiment que dans la seconde moitié du XIXe siècle qu'on a attaché quelque importance à l'état général des malades, et qu'on a étudié l'influence de la constitution sur les affections cutanées.

On peut voir, en effet, dans les ouvrages de dermatologie, que Willan avait établi une classification (1798) qui était, quoique en partie erronée, celle qui présentait le plus de clarté, d'exactitude et de précision. Willan rejeta les produits de l'inflammation et créa les ordres de sa classification avec les lésions élémentaires proprement dites. L'un de ces ordres, il est vrai, les *squames*, était aussi bien basé sur les produits de l'inflammation plutôt que sur la lésion élémentaire. Mais les caractères qui les constituent sont extrêmement tranchés, et forment un groupe aussi distinct que les autres ordres.

Envisagée en général, la classification de Willan présente une très grande exactitude. Mais si nous descendons dans les détails, nous voyons qu'elle laisse beaucoup à désirer et qu'elle contient même de graves erreurs.

Il serait sans intérêt, étant donné nos idées sur la pathologie cutanée et le peu de cas que nous faisons de la forme et du diagnostic de la lésion élémentaire, de poursuivre plus loin l'étude de la classification de Willan.

La vieille école a continué ces errements, et nos dermatologistes les plus en renom du commencement de ce siècle ont prouvé par leurs travaux, par leurs classifications, qu'ils ont été imbus des mêmes erreurs. En diagnostic, ils cherchaient à différencier la lésion cutanée ; en étiologie, ils ne recherchaient que les influences extérieures. Bateman, Alibert, Cazenave, Devergie, etc., appartenaient à cette école.

Loin de nous la pensée de méconnaître les services rendus par Willan et son école! Il n'est pas douteux que c'est à lui, et plus encore à ses disciples, qu'on doit la clarté qui existe de nos jours dans la pathologie cutanée. C'est lui qui a apporté la précision dans le diagnostic de la lésion, et qui a fait adopter une nomenclature sans laquelle il n'y a pas de science possible. Par la méthode de Willan, on peut arriver à déterminer une maladie de la peau, comme en histoire naturelle, on arrive à préciser le genre et l'espèce d'une plante ou d'un animal. Malheureusement, cette méthode, qui ne considère que l'aspect des éruptions, réunit dans un même groupe nosologique les états morbides les plus différents, qui n'ont qu'une ressemblance apparente et qu'un seul point de contact, la lésion initiale. Mais elle ne joue aucun rôle dans le pronostic et dans les indications du traitement.

Il est évident que Willan a complètement laissé de côté la question, si importante dans la pratique, de la nature de la maladie. Or, nous verrons plus loin que c'est là le point capital du traitement des affections cutanées.

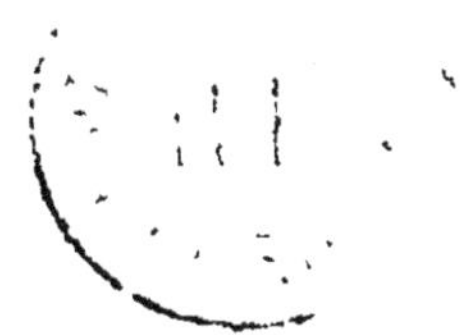

Quelques médecins, comme Alibert en France, par exemple, avaient cherché à réagir contre cette tendance que nous venons de signaler dans l'école anglaise, dont Willan était le principal représentant. Alibert, médecin en chef de l'hôpital Saint-Louis, envisagea les maladies de la peau d'une manière plus philosophique et plus pratique. Il fit une classification naturelle, et, laissant de côté la lésion initiale dont Willan faisait tant de cas, il prit pour base de sa classification les caractères principaux réunis de l'affection, lésion et cause, marche et durée, gravité et même traitement.

Malheureusement, cette nouvelle méthode, très compliquée, ne put lutter contre la simplicité de la classification anglaise; elle tomba bientôt dans l'oubli. On aurait pu prévoir l'insuccès de la méthode d'Alibert en songeant aux dénominations bizarres qu'il donna aux maladies cutanées, et à l'idée singulière qu'il eut de former l'*arbre des dermatoses,* dans lequel les branches principales représentaient les familles, les rameaux les genres, et les ramuscules les variétés.

Les erreurs, accumulées par ces théories

surannées, ont porté une atteinte réelle à la dermatologie en retardant ses progrès.

Il est certain que, envisagée au point de vue général, la classification anatomique présente une grande exactitude. Cependant, si nous examinons les détails, nous pouvons y relever de nombreuses erreurs. Ainsi, la classification anatomique range le purpura parmi les exanthèmes, et la gale parmi les pustules. On est étonné de trouver les unes à côté des autres des maladies très différentes par leur nature et par leur marche.

Dans toutes ces classifications anatomiques, on voit que les auteurs, guidés par la même pensée erronée, ont fait fausse route. Il en est ainsi de la classification de Joseph Franck qui divisait les maladies de la peau en aiguës et chroniques. Quelque naturel que puisse paraître un arrangement de ce genre, on constate rapidement qu'il est tout à fait impraticable. En effet, s'il existe certaines éruptions toujours à l'état aigu, et certaines autres à l'état chronique, il n'en est pas moins vrai que quelques affections cutanées, on pourrait même dire la plupart, ont une marche générale chronique avec des poussées inflammatoires aiguës. Telles sont, en particulier, les diverses variétés d'eczéma. Ces distinctions, ayant une certaine importance pour quelques descriptions en particulier, ne sauraient former une base sérieuse pour une classification générale.

On le voit, tout cela manque de précision et de clarté. Les affections cutanées se montrent bien à nous par des caractères appréciables à la vue, mais à combien d'erreurs donne lieu cette manière d'envisager la dermatologie !

Du reste, les lésions cutanées sont susceptibles d'un grand nombre de modifications suivant la constitution, le sexe, l'âge des malades, les conditions hygiéniques dans lesquelles ils se trouvent, suivant la complication de telle ou telle phlegmasie interne. Elles sont souvent accompagnées de symptômes généraux, et surtout de phénomènes qui annoncent une irritation plus ou moins vive de la muqueuse des voies aériennes, et principalement de l'appareil digestif.

Quoique les magnifiques travaux de Bazin aient ouvert les yeux, quoique tout médecin judicieux sache aujourd'hui que c'est dans l'état constitutionnel du malade qu'il faut rechercher la cause, l'origine des affections cutanées, on est forcé de reconnaître que les préceptes de Bazin sont devenus *lettre morte* et qu'on a une certaine tendance à revenir aux idées anciennes.

Pour établir une base rationnelle de la thérapeutique des maladies de la peau, il faut s'informer minutieusement des moindres particularités que peut fournir la santé du malade, il faut, en un mot, scruter jusqu'aux moindres détails de son organisation.

La pathologie cutanée fourmille d'exemples pour montrer non seulement l'influence de l'état constitutionnel sur les maladies de la peau, mais encore la relation qui existe entre certains organes, comme l'estomac et les éruptions.

Les rapports intimes qui existent entre l'enveloppe cutanée et l'estomac ne peuvent être mieux mis en évidence que par l'effet prompt, électrique pour ainsi dire, que produit sur la peau l'ingestion de certains aliments. Ces effets, du reste, ne tiennent pas autant à la nature des aliments qu'à l'idiosyncrasie de la personne, puisque ceux-ci n'agissent pas de même sur tous les individus. Les moules, les huîtres et autres coquillages, le homard, les écrevisses, les crevettes, le gibier, l'asperge, les champignons, les truffes, le miel, les amandes, les fraises, les framboises, les cornichons, le vinaigre, sont les substances dont l'influence sur la peau a été le plus souvent constatée.

On a également observé les mêmes effets, mais plus rarement, après l'ingestion de la farine d'avoine, des pommes, et même dans quelques cas rares, du riz et des substances les moins excitantes. Cette influence est passagère à la vérité, mais elle indique l'intime liaison qui existe entre l'estomac et l'enveloppe tégumentaire; elle peut quelquefois laisser des traces profondes. C'est ainsi que dans les pays chauds l'usage habituel de certaines viandes, et en particulier du porc, exercerait une grande influence sur le développement de quelques maladies cutanées, et notamment de la lèpre tuberculeuse (*éléphantiasis des Grecs, lèpre des Arabes, lèpre des Hébreux*) et de l'éléphantiasis (*éléphantiasis des Arabes*). Aussi, c'est éclairés par l'expérience que Moïse et, plus tard, Mahomet ont défendu aux juifs et aux musulmans l'usage du cochon et ont fait de cette défense un article de leurs lois. Cette mesure prenait évidemment sa source dans des raisons hygiéniques d'un ordre élevé, et encore, de nos jours, l'action nuisible des viandes et des poissons salés et de la viande de porc, même fraîche, a été constatée en Egypte par le baron Larrey, lors de l'expédition dans ces contrées en 1799.

Cet auteur dit expressément que tous les Français qui s'en sont nourris pendant quelque temps, en ont été incommodés ; qu'un très grand nombre ont été attaqués d'éruptions lépreuses qui se manifestaient d'abord à la face et ensuite aux extrémités.

Un cas plus remarquable encore s'est passé dernièrement sous nos yeux. Une famille entière du département de l'Yonne, composée de neuf personnes, est venue nous consulter pour différentes affections de la peau de forme mal définie, mais où les symptômes de l'eczéma et du prurigo dominaient, avec cette différence que chez les personnes âgées la maladie affectait la forme sèche, et chez les enfants la forme humide.

Le commencement remontait à dix-huit mois pour les plus jeunes et neuf ou dix pour les plus vieux ; avant cette époque, il n'y avait jamais eu de maladie de peau dans la famille.

Frappé de cette épidémie cutanée, nous fûmes amené à suspecter la nourriture, ne pouvant trouver la cause ailleurs. Après bien des questions, la grand'mère nous dit : « Que tous les ans ils élevaient des porcs et en tuaient un pour l'intérieur de la maison ; le dernier, ajouta-t-elle, était recouvert d'une sorte de gale ressemblant un peu à la maladie que nous portons ; du reste, nous l'avons tué parce qu'il nous paraissait malade. »

Il ne nous en fallut pas davantage pour conclure à l'origine de leur affection ; le porc tué et mangé était atteint de farcin ou de toute autre lésion.

Cette observation suffirait pour expliquer les lois d'hygiène que prenaient nos ancêtres et que nous autres négligeons encore trop souvent.

En Ecosse, en Italie, l'opinion vulgaire attribue une foule d'affections cutanées à l'usage habituel qu'on y fait de la farine d'avoine (outméal). C'est ainsi qu'en Lombardie on attribue en grande partie la présence de la pellagre à l'usage de la farine de maïs qui, alors même qu'elle n'en serait pas la cause occasionnelle, prédispose sans contredit à cette affection.

Les substances soit liquides, soit solides employées habituellement dans la vie domestique ont une action bien marquée sur la peau, mais cette action est surtout évidente de la part des vins, des eaux-de-vie, des liqueurs, etc., dont l'abus entraîne à la longue des modifications morbides dans cette membrane tégumentaire.

Il existe cependant des cas où l'état morbide est évidemment entretenu par l'absence de ces stimulants ; c'est ainsi que le *gutta rosacéa hydropotarum* des auteurs se guérit par l'usage d'un liquide qui convient, plus que l'eau pure, à l'usage des forces digestives.

L'usage des viandes à moitié putréfiées, celui

des animaux morts sous l'influence délétère d'une épizootie, peuvent être suivis d'éruptions d'une nature grave et gangréneuse.

L'ingestion de certains médicaments tels que le copahu, le cubèbe, la belladone, le bromure et l'iodure de potassium, ce dernier en particulier, qu'on prescrit tous les jours pour les combattre, devrait être exclu de la thérapeutique des affections cutanées proprement dites ; car les éruptions qu'il développe sont souvent plus difficiles à guérir que l'affection elle-même.

Des faits qui prouvent des rapports intimes et sympathiques entre l'estomac et la peau se trouvent consignés dans tous les auteurs, et Lorry surtout insiste d'une manière toute particulière sur ces rapports et sur les effets fâcheux pour l'enveloppe cutanée, qui résultent de l'usage habituel d'aliments échauffants, de viandes prises en trop grande quantité, etc., etc.

Avouons cependant que si, parmi les causes des éruptions qui ramènent chaque année tant de malades dans les hôpitaux, les excès de table doivent surtout être comptés, il faut aussi ne pas oublier l'état contraire ; la misère, la mauvaise nature des aliments, jointes à la malpropreté, sont, à Paris comme ailleurs, les causes les plus fréquentes des affections cutanées.

Citons également en passant, l'influence du système nerveux qui, lui aussi, joue un grand rôle dans leur développement, par suite des troubles qu'il apporte dans l'organisme ; ces troubles s'exercent de deux façons : par les nerfs trophiques et par les vaso-moteurs. Or, la richesse de la peau en nerfs est telle, qu'on peut la considérer comme une véritable membrane nerveuse ; ce qui a fait dire au Dr Gombault dans sa communication à l'Académie de médecine : « Que l'action si remarquable de notre pommade à base d'ergotine indiquait très nettement l'élément nerveux qui vient compliquer certaines affections cutanées » ; du reste, les médecins allemands et italiens ont fait le plus grand éloge de ce médicament tant à l'intérieur qu'à l'extérieur.

Pour bien faire comprendre la doctrine professée par Bazin, l'illustre dermatologiste donne de la maladie une définition particulière. Pour Bazin, la maladie est « un état accidentel et contre nature de l'homme, qui produit et développe un ensemble de désordres fonctionnels et organiques, isolés ou réunis, simultanés ou successifs. » D'après ce savant médecin, la maladie est donc un état de l'organisme tout entier, état anormal, bien entendu ; c'est un désordre général qui produit et développe les troubles morbides locaux, caractérisés par les lésions ou les symptômes. *D'après le système de Bazin, il n'y a pas de maladies locales.* Or, comme la peau constitue un véritable organe, il n'y a pas de maladies de la peau, il n'y a que des affections cutanées, de causes externes ou consécutives à une maladie générale comme la scrofule, la syphilis, par exemple ! Voilà pourquoi Bazin désigne toujours dans ses ouvrages, sous le nom d'*affections cutanées*, les diverses éruptions qui se développent sur la peau.

C'est donc à Bazin, l'illustre fondateur, pour ainsi dire, de l'école dermatologique nouvelle, que revient le mérite d'avoir su classer par groupes des maladies en apparence bien distinctes, mais semblables en réalité, presque identiques. N'est-ce pas ainsi qu'il a créé, étudié, perfectionné cette grande catégorie des affections cutanées dites *scrofulides ?* Et cet immense groupe de maladies de la peau se rattachant à la diathèse arthritique, n'est-ce point Bazin qui l'a si bien étudié et classé ?

Il en est de même de toutes les affections cutanées. Lorsque nous nous trouvons en présence d'un eczéma, par exemple, nous appoi tons à l'état local, à la lésion cutanée, toute l'attention qu'ils méritent, mais nous nous attachons surtout à l'étude de l'état général, du tempérament, de la constitution. En un mot, ce n'est pas uniquement l'état local de l'eczéma que nous traiterons, c'est un eczémateux à qui nous donnerons nos soins, et ceux-ci seront modifiés par son état constitutionnel, ainsi que par les états organopathiques qui ont pu jouer un rôle dans l'évolution et même dans la genèse de la maladie.

Nous pensons avoir développé assez clairement nos idées générales sur la manière d'envisager la dermatologie. On comprend que, poursuivant sans cesse notre but, qui est de scruter, d'étudier jusque dans ses racines les plus profondes l'état constitutionnel de notre malade, nous soyons arrivé à instituer un traitement rationnel qui a déjà fait ses preuves et nous a donné une entière satisfaction par ses magnifiques résultats.

Un médecin distingué des hôpitaux de Paris, frappé des effets obtenus par notre méthode de traitement, le Dr Gombault, après en avoir fait l'expérience à l'hôpital Beaujon et dans sa clientèle particulière, a lu un mémoire à l'Académie de médecine dans la séance du 17 septembre 1889. Notre éminent maître fait ressortir dans son travail la rapidité de la guérison des affections cutanées et la simplicité du traitement, M. Gombault a cité dans son mémoire 48 observations d'affections cutanées diverses, et il a démontré combien la guérison de l'eczéma aigu et de l'eczéma chronique, en particulier, a été plus rapide qu'avec les autres médications connues.

Donc, contrairement à ceux qui ont persisté dans les anciens errements, nous insistons sur ce point, qu'on ne saurait instituer le traitement d'une maladie de la peau, même parasitaire, sans modifier l'organisme par une médication dépurative, ou reconstituante et dépurative, suivant le tempérament du sujet. Ces médications sont destinées à modifier l'état général du malade ou à améliorer l'état de débilité de l'organisme. Si ces préceptes de thérapeutique étaient enseignés dans les écoles actuelles, on ne verrait plus autant de malheureux défigurés par les affections de la peau.

Naturellement, il faut s'entendre sur le fond ou plutôt sur le titre des maladies dont il est question.

Par maladies de la peau, nous entendons des inflammations chroniques spontanées de cette membrane, sans distinction de forme ou de siège, qui ne troublent pas les fonctions organiques et qui n'altèrent en quoi que ce soit la santé, excepté ces incommodités locales accompagnant la lésion, comme les démangeaisons insupportables et certains suintements plus désagréables, qui ne présentent jamais un état aigu proprement dit, mais qui naissent, vivent et se perpétuent d'une manière chronique en se rendant rebelles aux traitements classiques.

Les affections cutanées dont nous nous occupons tout particulièrement, sont celles qu'on pourrait considérer comme n'ayant qu'une seule et même condition pathologique, pouvant guérir avec un seul et unique traitement, comme l'eczéma, qu'il soit marginé ou fendillé, le psoriasis, soit nummullaire, inveterata ou autre, le sycosis, l'acné, le pemphigus, le prurigo, le pityriasis, le lichen, le lupus, l'herpès, qu'on l'appelle préputial ou labial, selon le siège, circiné, phlicténoïde ou tonsurant. Ce dernier, selon Cazenave, comprend la teigne, vieille dénomination encore acceptée par bien des médecins.

Nous ne nous arrêterons pas sur ces variétés des affections cutanées, décrites sous tant de noms différents, suivant le siège, puisque d'après notre théorie, elle doivent toutes guérir avec la même médication, ayant soin d'observer avant tout, comme nous l'avons déjà dit plusieurs fois, l'état constitutionnel.

Nous ne pouvons comprendre comment certains auteurs ont décrit l'érysipèle, la rougeole, l'urticaire, etc., parmi les maladies de la peau. En raison de l'état aigu, inflammatoire, souvent grave qui les accompagne, ces maladies doivent occuper leur place dans les fièvres éruptives. Ce sont des affections fébriles avec éruptions.

Il ne faut pas oublier, cependant, que l'urticaire est une maladie à répétition et qu'elle passe facilement à l'état chronique; dans ce cas, elle peut être classée dans les affections qui nous occupent et permettre de pronostiquer, sans crainte de se tromper, une affection cutanée pour plus tard, chez le sujet.

Combien on a abusé depuis longtemps, et sans en avoir retiré le moindre avantage, de certaines préparations prônées avec éclat, de celles d'arsenic en particulier ! L'arsenic a trompé les espérances de bien des médecins et exposé beaucoup de malades à des désordres sérieux du côté de l'appareil digestif, au point que le Dr Gombault a pu dire dans son mémoire présenté à l'Académie de médecine :

« Les affections cutanées, qui sont vraiment améliorées ou guéries par l'arsenic, sont en minorité ; et, si on tient compte des désordres qu'il produit sur l'appareil digestif, on ne l'emploiera bientôt plus. »

« La thérapeutique des maladies de la peau devra subir une transformation complète, le jour où la connaissance exacte de la classification Bazinéenne permettra aux générations médicales nouvelles de ne plus appeler *herpétiques*, tous les sujets atteints d'affections cutanées, et de ne plus faire de la médication arsenicale, considérée comme panacée herpétique, l'étrange abus auquel nous assistons encore. »

Mais, nous le craignons bien, les espérances du Dr Gombault ne sont pas près de se réaliser. Il est pitoyable, en effet, de constater avec quelle légèreté on fait abus aujourd'hui de l'emploi irréfléchi de l'arsenic. Il nous est arrivé fréquemment de remarquer l'état de délabrement dans lequel les solutions arsenicales de Fowler et de Pearson avaient mis l'estomac de certains malades. Nous sommes persuadé que l'abus de la liqueur de Fowler peut, à la longue, amener un résultat fatal.

Ce n'est pas seulement de l'arsenic qu'on a fait un abus aussi étrange. On a abusé également du fer, de l'iode, qu'on a employés isolément ou mélangés. On s'est servi à tort et à travers, sans le moindre discernement, de ces divers médicaments, et on a fait une consommation prodigieuse d'iodure de potassium. On a gorgé les malades des médicaments les plus hétéroclites, on les a abreuvés des tisanes les plus extravagantes et des purgatifs les plus drastiques, pendant qu'on ramollissait leur peau malade avec des bains et des cataplasmes. En un mot, les moyens les plus empiriques étaient combinés pour instituer la médication la plus complexe et la moins rationnelle *intus et extrà*. Quels étaient les résultats produits par ces médications empiriques et excentriques? Quelquefois des guérisons éphémères, et parfois des conséquences funestes!

Les observations de guérison d'affections cutanées que nous avons recueillies, sont innombrables, nous n'hésitons pas à le dire. Nous en avons publié quelques-unes des plus remarquables dans plusieurs journaux médicaux. Mais, avant de revenir sur ces observations, et avant de parler de notre méthode de traitement, nous désirons jeter encore un coup d'œil sur la différence profonde qui existe entre notre manière de voir et celle d'un certain nombre de dermatologistes.

Un aperçu rapide sur l'eczéma nous parait nécessaire pour faire comprendre l'importance de notre traitement.

Cette maladie, polymorphe, pour ainsi dire, présente une grande variabilité dans les symptômes. Des formes diverses d'eczéma existent fréquemment les unes à côté des autres sur la peau; différentes formes sont constamment en voie de transformation pendant la durée de la maladie; et il est facile de déterminer artificiellement sur un point quelconque de la peau toutes les variétés de l'eczéma et de ses différents aspects.

Il n'est pas douteux pour nous que les diverses formes d'eczéma sont sous l'influence de la constitution du malade; il est *érythémateux* chez l'un, *papuleux* chez l'autre, *vésiculeux* chez celui-ci, *impétigineux* chez celui-là.

Au point de vue anatomique, l'eczéma présente toutes les formes et tous les degrés de l'inflammation avec exsudation séreuse. Nous n'avons pas besoin d'examiner ici comment les papules et les vésicules de l'eczéma se reconnaissent sous le microscope, puisque le but principal de ce travail est le traitement de la maladie.

Dans les traitements ordinaires de l'eczéma on observe fréquemment des lymphangites et des éruptions furonculeuses, déterminées surtout par un traitement local irritant. Lorsque les malades sont soumis à notre méthode de traitement, on n'observe jamais de semblables lésions.

Dans un remarquable article sur le traitement curatif des maladies de la peau, publié dans la *Revue chirurgicale*, le Dr Fort disait, qu'ayant été attaché à l'hôpital Saint-Louis en qualité d'interne, dans le service d'un de nos plus célèbres dermatologistes, Cazenave, il pouvait, toute modestie à part, porter un jugement sur la nouvelle méthode. « Pendant les deux années, dit-il, que nous avons passées à l'hôpital Saint-Louis, où l'on trouve des cas si remarquables et si nombreux de dermatoses les plus variées, eczémas, lichens, sycosis, psoriasis, etc., etc., nous avons été frappé de l'insuccès à peu près constant des médications mises en usage.

« Quel traitement repoussant! Les malades étaient littéralement couverts de cataplasmes et de poudre d'amidon, lorsqu'ils n'étaient pas enduits d'un corps gras plus ou moins fétide. Ce traitement n'était pas seulement fastidieux, mais encore il était d'une longueur désespérante pour le médecin et pour le malade. Puis, la guérison une fois obtenue, ou pour mieux dire un semblant de guérison, la récidive survenait aussitôt, et il fallait recommencer le traitement.

« Nous avons été heureux de constater la simplicité du traitement de notre confrère Lenormand, de Melun, et nous avons été véritablement émerveillé des résultats favorables qu'il a obtenus par sa méthode. »

Les maladies dont la peau peut être le siège sont bien nombreuses, et leur histoire, si curieuse qu'elle soit, ne doit pas nous occuper ici. Disons seulement que leurs symptômes, toujours en évidence, leur donnent un cachet qui, dans tous les temps, a été l'objet d'une répulsion générale. Par le mot *dartre*, mot banal et vide de sens, on a longtemps entretenu les idées fausses qui ont régné et qui règnent même encore dans quelques esprits. Il ne faut pas donner à ce mot plus d'importance qu'il n'en mérite, et il convient même, avec ceux qui s'occupent sérieusement de science, de le reléguer dans les vieux cartons de l'ancienne médecine, et de ne l'employer que comme synonyme de maladie de la peau.

Il y a bien eu parfois certaines tendances à rechercher une altération de la constitution, en un mot, de faire jouer un certain rôle à l'état constitutionnel du malade, à son tempérament. Soit que la science n'eût pas encore réalisé des progrès assez importants, soit que les lésions locales de la peau aient empêché d'approfondir les altérations qui existent dans l'intimité des tissus, ces tendances sont restées lettre morte, ou ont fait fausse route. C'est alors qu'on a entendu parler de certains principes particuliers, inconnus, vices du sang, de virus, qu'il eût été bien difficile de démontrer. Il faut admettre cependant qu'il existe dans l'organisme quelque chose de particulier dont le système cutané n'est pas plus épargné que le reste.

Nous pensons qu'on pourrait invoquer au lieu des altérations du sang, l'action du système nerveux comme intermédiaire entre l'effet et la cause.

Dans l'état actuel de la science, cette question n'est pas suffisamment démontrée pour expliquer le processus des affections cutanées, disons seulement que chez beaucoup elles dérivent d'un excès de recettes sur les dépenses organiques, comme de la cachexie chez d'autres.

Les idées d'altération ou vice du sang, répandues dans le vulgaire, ont été la cause de l'éclosion d'une quantité infinie de médicaments, dont l'action est plus ou moins problématique. Le sang est aujourd'hui parfaitement connu ; son analyse a été des plus minutieuses au point de vue physique et au point de vue chimique ; le spectroscope lui-même est venu augmenter les connaissances que nous avons sur les propriétés et la composition de ce fluide vital.

Nous possédons aujourd'hui les connaissances les plus approfondies sur la structure et la composition chimique des globules sanguins.

La bactériologie, elle-même, est venue nous renseigner sur la possibilité de la migration de de certains microbes dans le torrent circulatoire.

Eh bien ! malgré toutes ces investigations, au moyen des réactions chimiques les plus délicates et des instruments d'investigation les plus proportionnés, est-on parvenu à saisir la moindre altération du sang ? à déterminer le mécanisme par lequel les affections dyscrasiques agissent sur la peau en y provoquant des manifestations variées ? Non, jamais ! Vous pouvez examiner le sang des eczémateux les plus invétérés, vous pouvez étudier, aussi minutieusement que possible, le sang des malades affectés d'anciens psoriasis, vous ne constaterez aucune différence entre leur sang et celui d'individus parfaitement sains.

Lorsque Bazin a créé ses immortelles classifications, il n'avait pas en vue ces altérations du sang dont nous venons de parler ; il pensait à l'état général du malade, à sa constitution, à sa diathèse, en un mot, à cette sorte d'aptitude que chaque individu porte en lui, qui s'est développée en lui-même, ou qui lui a été communiquée par hérédité. Cette chose insaisissable, que chacun comprend et que personne ne peut démontrer, ce je ne sais quoi qui imbibe, qui imprègne nos tissus, cette diathèse, en un mot, est ce qui entretient la maladie, et ce qu'il faut combattre par un traitement habilement dirigé.

C'est en vertu du principe que nous venons d'exposer que les arthritides auront toujours un cachet spécial, que les syphilides revêteront une physionomie générale qui permettra de les reconnaître à distance. Il en sera de même des scrofulides. Et ce que nous disons de ces diverses classes de maladies peut être appliqué à toutes les affections cutanées.

Il n'est pas difficile de comprendre que le but de ce travail est le traitement des maladies de la peau. Nous avons suffisamment expliqué dans les pages précédentes, que nous adoptons, de la manière la plus absolue, les idées générales de Bazin. Mais nous allons plus loin que le savant dermatologiste de l'hôpital de Saint-Louis, en ce qui concerne le traitement des affections cutanées.

DU TRAITEMENT

SES APPLICATIONS & SES EFFETS COMPARATIFS

Notre traitement peut se résumer en deux propositions :

1° Supprimer d'une manière à peu près complète les médicaments locaux, bien que nous employions une pommade ;

2° Modifier la constitution du malade.

Les médicaments topiques dont on a tant abusé sont un contre-sens en bonne pathologie générale, les guérisons sont éphémères et peuvent déterminer des accidents viscéraux plus dangereux que la maladie primitive. Ces accidents arrivent surtout, il faut bien le dire, aux médecins insoucieux du traitement général, se bornant à des applications de médicaments externes, desséchant l'eczéma, par exemple, mais ne déracinant pas ses germes morbides profondément implantés dans l'organisme. Dans ce cas, le malade n'est que blanchi, il n'est point guéri, il est de plus exposé, comme nous venons de le dire, à des rétrocessions de la diathèse sur des organes plus importants, en occupant les muqueuses et déterminant certaines variétés de coryza, d'angines, de laryngites, l'asthme et même le psoriasis buco-lingual, qui peut se développer sans coïncidence avec le psoriasis de la peau ; nous l'avons au contraire constaté plus souvent chez les eczémateux, probablement parce qu'ils sont plus nombreux ; du reste, c'est l'eczéma qui est de beaucoup le plus fréquent des maladies de la peau.

Quand nous parlons de topiques, nous n'avons pas seulement en vue les pommades, les solutions astringentes ou autres, mais aussi les cataplasmes, les bains quels qu'ils soient, les lavages émollients, même à l'eau simple, dont la principale propriété est de ramollir l'épiderme en le fendillant et en facilitant l'extension d'une lésion cutanée située dans le voisinage.

Consultez les malades : huit fois sur dix ils vous diront qu'ils ont éprouvé un certain bien-être dans le bain ou par le lavage, mais que quelques heures après, les démangeaisons et les cuissons étaient plus violentes et que leur affection augmentait au lieu de diminuer.

Nous pourrions en dire autant des eaux thermales, qui soulagent incontestablement la première fois, à la source même, mais qui ne guérissent pas. Si on y retourne plusieurs années de suite, on est étonné de ne plus obtenir le soulagement de l'année précédente ; il arrive même qu'on est obligé de partir avant la fin de la saison. Aussi, qu'il nous soit permis de dire que la plupart des maladies de la peau n'aiment pas l'eau.

Nous ne parlons pas des bains de mer, tout le monde sait qu'il est défendu aux malades atteints d'affections cutanées d'habiter même le voisinage de la mer, sous peine d'éprouver des recrudescences.

Nous défendons également les cautérisations et les épilations, à quelques rares exceptions, à cause des poussées aiguës qu'elles développent, qui peuvent compromettre la vitalité des bulbes par l'inflammation des couches profondes du derme, en déterminant des indurations et des tissus cicatriciels sclérosés qui défigurent le malade sans le guérir.

Nous proscrivons aussi le caoutchouc ou toile caoutchoutée, qui concentre la chaleur, contraire à toutes les affections cutanées, en emprisonnant cette sécrétion brûlante, acide, qui détruit les téguments, non encore enflammés, sur lesquels elle se répand.

Nous blâmons surtout les calottes en caoutchouc chez les enfants, qui, tout en ne les guérissant pas, peuvent engendrer des symptômes d'empoisonnement par le sulfure de carbone qui sert à la préparation de cet objet.

Avec *les modificateurs de la constitution*, qu'on les appelle dépuratifs, ou autres, pourvu qu'ils soient institués en vue de l'état général, le résultat est assuré.

C'est là tout le secret de notre médication ; attaquer le mal dans son point de départ, c'est-à-dire traiter la cause avant le mal lui-même. C'est ainsi que nous procédons et c'est pourquoi nous voyons le plus souvent notre traitement réussir, quels que soient l'âge et la nature de la maladie. Aussi, triomphons-nous de cas vraiment remarquables, comme ceux rapportés par le Dr Gombault dans les observations qu'il a présentées à l'Académie de médecine, où l'on voit des eczémas, des sycosis, rebelles à tous les traitements classiques, guérir en quelques semaines.

Loin de nous la pensée de croire ou de vouloir faire croire que les dermatologistes, avant nous et avant Bazin, n'avaient pas songé à instituer un traitement général dans les affections cutanées. Ce que nous voulons faire remarquer, c'est que ce traitement général était fait presque sans discernement.

On donnait volontiers à un malade, comme on le fait encore trop souvent aujourd'hui, une médication altérant sa constitution, quand on aurait dû le fortifier ; aussi le voyait-on dépérir, s'anémier et son affection cutanée augmenter. C'était un véritable chaos. — On employait les purgatifs, les alcalins, les acides, les antimoniaux, les sulfureux, les sudorifiques en tisanes et certaines préparations prises à l'intérieur en agissant indirectement sur la peau, comme la teinture de cantharide.

Les purgatifs étaient et sont encore d'un usage très fréquent dans le traitement des maladies de la peau. On les employait principalement chez les individus dont les voies digestives se trouvaient dans l'état normal, et chez lesquels ils devaient opérer une déviation lente et longtemps continuée. Le calomel, les sulfates de magnésie et de soude, la crème de tartre, le jalap, l'aloès, la gomme gutte, étaient administrés à petites doses, et on les interrompait de temps en temps. On administrait les alcalins et les acides étendus dans une certaine quantité de liquide, et on leur attribuait à tort une action directe sur le système cutané, dont ils devaient calmer les démangeaisons.

On a vanté l'action des antimoniaux et surtout celle du sulfure d'antimoine. Beaucoup de praticiens ont considéré les sulfureux comme des spécifiques des affections cutanées. Mais, nous ne saurions trop le répéter, si les sulfureux ont paru efficaces dans un petit nombre de cas, ils ont échoué le plus souvent, et parfois leur usage a été suivi d'une recrudescence de l'affection cutanée. L'emploi de ces médicaments doit être proscrit, et l'on ne peut s'empêcher de regretter la persistance avec laquelle certains praticiens continuent à les appliquer sans discernement dans une foule de cas où ils contribuent à aggraver le mal.

Des médecins anglais ont préconisé avec une grande insistance l'efficacité de la pensée sauvage, de la douce-amère, de la saponaire, de l'orme pyramidal, etc.

Bien avant d'avoir recours aux préparations arsenicales si nuisibles dans les affections cutanées, Biett avait employé la teinture de cantharide.

Nous dirons encore un mot de l'arsenic, quoique nous en ayons parlé plus haut.

L'arsenic, si usité en France et en Angleterre, et si nuisible, il faut bien le dire, malgré des guérisons apparentes, est un poison lent qui a été depuis longtemps l'objet de nombreuses et sérieuses attaques. On lui a reproché, avec raison, d'altérer sourdement l'économie et de déterminer des lésions profondes qui se manifestent au bout d'un certain temps, avec les phénomènes les plus graves. Les préparations arsenicales ont la propriété de charger le protoplasma des cellules qui constituent les viscères d'une quantité toujours croissante de granulations graisseuses, et de produire, en définitive, la stéatose des viscères chargés d'épithéliums, comme le foie, et peut-être la dégénérescence graisseuse d'organes plus importants, tels que le cœur.

Nous n'en finirions pas si nous voulions nous livrer à la critique de cet enseignement erroné qui a faussé l'esprit de plusieurs générations médicales au point de vue de la pathogénie et du traitement des affections cutanées.

En envisageant ainsi les maladies de la peau, ils croient être plus dans le vrai que nous, qui avons la prétention de faire de la vraie médecine. A quoi bon attacher de l'importance à ces maladies désignées sous des noms spéciaux très variés, et à les séparer les unes des autres par leurs éléments anatomiques et leurs caractères graphiques? Il serait vraiment plus simple de revenir aux anciennes dartres sèches et humides des dermatologistes d'autrefois.

Mais, heureusement, nous sommes dans une période de progrès. Comme, malgré les temps d'arrêt, tout s'enchaîne dans le progrès de l'esprit humain, comme le dernier chaînon d'une époque de vérité doit tôt ou tard recevoir le premier de celle qui devra infailliblement venir, il nous sera facile de démontrer qu'en persévérant dans la voie que nous nous sommes tracée, nous convaincrons nos lecteurs de la vérité et de l'évidence de notre théorie, qui ne peuvent échapper qu'à des esprits prévenus.

C'est l'étude clinique du tempérament, de la constitution des malades, qui nous conduira, sans efforts d'imagination, avec l'observation seulement, à la connaissance de la nature et de la thérapeutique des maladies de la peau.

MALADIES DE LA PEAU

AUX CONSEILS DE REVISION

Nous n'oublions pas que nous avons fait nos premières armes dans les hôpitaux militaires, sous la direction des illustres et savants médecins principaux de l'armée, Cateloup et Marit. Nous avons été préoccupé sans cesse de la situation faite aux soldats atteints d'affections cutanées chroniques, dont certains passaient une partie de leur congé, qui était de sept ans à cette époque, soit à l'hôpital, soit aux eaux thermales, ou en convalescence.

Nous n'exagérons pas, en disant que nous avons vu les mêmes sujets entrer à l'hôpital deux fois dans la même année ; il doit en être encore ainsi aujourd'hui, puisque les traitements sont les mêmes et ne guérissent pas mieux.

On ne s'imagine pas le nombre considérable de

jeunes gens réformés aux conseils de révision pour maladie de la peau ou renvoyés dans leurs foyers comme incurables, lorsqu'ils ne sont atteints que d'affections parfaitement guérissables.

Nous possédons un grand nombre de lettres de médecins de l'armée, nous entretenant, les uns de l'obligation dans laquelle ils ont été de mettre à la réforme des hommes atteints de maladie de peau, les autres de l'étonnement produit sur eux par la guérison, suivant notre méthode, de soldats qu'ils étaient sur le point de réformer.

Voici le résumé de quelques observations à l'appui des lignes qui précèdent :

OBSERVATION I. — Un jeune homme de 22 ans, J., de Bréau, par Mormant (Seine-et-Marne), est *réformé* au mois d'avril 1890, pour un *eczéma variqueux* de la jambe droite. Ce jeune homme, d'une constitution robuste, était malade depuis quatre ans ; il ne pouvait se livrer à aucun travail pénible sous peine de voir le membre malade devenir le siège d'un œdème considérable et d'un grand écoulement de sérosité.

On lui a fait subir plusieurs traitements sans résultat.

Ce malade se soumet à notre traitement. Il s'améliore rapidement et, au bout de quatre mois, il est entièrement guéri ; il ferait aujourd'hui un bon soldat.

Observation II. — Un militaire, âgé de 26 ans, D.., est atteint de sycosis de la barbe depuis trois ans. Il est traité à l'hôpital militaire du Val-de-Grâce, pendant deux mois, dans le service de M. le Dr Chauvel.

Le traitement consiste en épilations, pommade au sublimé, huile de cade en frictions, bains, etc. Le malade sort de l'hôpital sans être guéri. Pendant trois mois, il fréquente la consultation de l'hôpital Saint-Louis, sans obtenir un meilleur résultat. Il rentre enfin dans ses foyers.

Il se soumet à notre méthode de traitement au mois de novembre 1880. Six semaines après, la guérison du sycosis est complète.

Observation III. — Camille G., âgé de 26 ans, de tempérament lymphatique, est né à Saint-Rémy. Il est réformé pour un eczéma généralisé dont il est atteint depuis douze ans, et à la suite duquel il a perdu l'ouïe. Au moment où il a été réformé, l'affection cutanée présentait un peu moins d'intensité et ne siégeait que sur la face, les bras et les jambes.

Après s'être soumis à notre traitement, il éprouve une amélioration très rapide, et au bout de trois mois il est presque guéri.

Observation IV. — Le nommé R., soldat au 8e cuirassiers, d'une constitution très robuste, âgé de 24 ans, est atteint depuis dix-huit mois d'eczéma des deux jambes.

Il a été traité d'abord, pendant quatre mois, et sans aucun succès, à l'hôpital de Saint-Omer. On l'a envoyé ensuite aux eaux thermales, où il a subi un nouveau traitement. En présence des insuccès des médications instituées pour le traitement de cette affection, et voyant qu'on n'obtiendrait aucune amélioration, on lui a donné un congé de convalescence pour se rendre à Arpajon, chez ses parents.

Ce jeune homme vient nous consulter. Soumis à notre traitement le 25 mars, le 1er mai il est complètement guéri (35 jours).

Observation V. — B., 26 ans, est atteint d'eczéma généralisé, et de sycosis de la barbe qu'il prétend avoir contracté en se faisant raser lorsqu'il était à la caserne. Cette maladie a été traitée d'abord à l'infirmerie, puis à l'hôpital de Montargis où il est resté trois mois, et d'où il est sorti sans être guéri. Après avoir repris son service, son affection cutanée ne guérissant pas, il rentre dans ses foyers.

Etant un peu amélioré, il demande à entrer dans le corps des gardiens de la paix à Paris. Après six mois, nouvelle poussée de l'affection cutanée. A la consultation du poste de l'avenue des Gobelins, le médecin lui propose l'hôpital qu'il refuse, préférant se soigner en faisant son service. On n'accède pas à son désir et on l'adresse au médecin en chef de la Préfecture de police, qui lui propose de le réformer. Il donne alors sa démission. Il se soumet à notre méthode de traitement le 1er mai 1890.

Six semaines après, la guérison était complète. Aujourd'hui, c'est-à-dire un an après, le malade se maintient guéri ; il est conducteur des tramways de Chantilly.

Observation VI. — Georges S. est atteint depuis son enfance de psoriasis généralisé. Originaire de l'Yonne, S. tombe au sort, mais, au bout d'un certain temps, son psoriasis se montrant rebelle à toutes sortes de traitements, il est réformé. C'était en 1883. En présence de ces alternatives d'amélioration et d'aggravation du mal, nous portons un pronostic grave, et nous le soumettons cependant à notre traitement. Quelques mois après, la guérison était complète et, depuis sept ans, la guérison définitive s'est maintenue.

Observation VII. — T., à Vernon (Yonne), de tempérament lymphatique, est âgé de 30 ans. Il est atteint depuis douze ans d'eczéma et de psoriasis héréditaire généralisé, maladie pour laquelle il a été réformé au conseil de révision. Sous l'influence du traitement local par notre pommade à l'ergotine, et du traitement général, nous obtenons en quelques mois une guérison complète.

Observation VIII. — B., de Saint-Denis, âgé de 25 ans, est atteint depuis dix ans d'un psoriasis généralisé. Lorsqu'il était soldat, il est entré plusieurs fois à l'hôpital d'où il sortait sans être guéri. Le temps de son service s'est passé en partie à l'hôpital et en partie en congé de convalescence. Finalement, il a quitté le régiment plus malade qu'il n'y était entré. En traitement depuis quelques semaines, il va déjà beaucoup mieux.

A ces observations, nous pourrions joindre des lettres qui nous ont été adressées par des médecins-majors. On comprend quel sentiment délicat nous guide en ne faisant pas connaître leur nom. Il nous est cependant permis de citer cette phrase de l'un d'eux :

« Pour mon compte, je vais mieux, mais ce qu'il y a de merveilleux, c'est que je viens de guérir, avec votre traitement, dans mon service d'hôpital, *des militaires que j'aurais infailliblement portés pour la réforme autrefois* ».

Dans ces temps derniers, un médecin-major nous écrivait, d'une grande ville de l'Est de la France :

« Je me suis tellement bien trouvé de votre traitement que je vous adresse l'enfant d'un adjudant digne du plus grand intérêt. J'espère que vous le guérirez comme vous en avez guéri tant d'autres ».

Il y a quelques jours seulement, un médecin de première classe nous écrivait :

« Grâce à votre traitement, je suis à peu près guéri de mon eczéma, ainsi que plusieurs militaires de mon service que je devais envoyer aux eaux et peut-être proposer pour la réforme. Votre traitement est une heureuse combinaison qui permet d'obtenir des résultats qu'on ne pouvait espérer avec les traitements usuels ».

Un général en retraite qui a suivi notre traitement, écrivait à une personne amie, en l'engageant à suivre nos conseils :

« Il n'y a pas pour les maladies de la peau de traitements supérieurs à celui du Dr Lenormand, de Melun ».

Le colonel du génie d'une place forte, guéri par par nos soins d'un eczéma ancien et rebelle, écrit à son frère habitant Toulouse :

« Le traitement Lenormand te guérira comme il m'a guéri ».

Un autre, colonel de gendarmerie dans une principale ville de l'Est, vient nous consulter pour un psoriasis héréditaire ; il est tellement satisfait, qu'il réclame nos soins pour ses trois enfants atteints d'eczéma, d'acné et de prurigo.

Encore un autre, colonel d'artillerie à Bourges, qui nous autorise même à proclamer son nom, nous adresse ses plus vives félicitations en nous assurant qu'il ne manquera jamais de recommander notre traitement.

Si nous ne craignions de fatiguer nos lecteurs, nous pourrions citer des centaines de lettres d'officiers supérieurs, sans compter celles des officiers subalternes qui se sont adressés à notre traitement, et nous avons la satisfaction de dire qu'un grand nombre ont été guéris et tous ont été soulagés.

Notre traitement, on le pressent, se recommande par sa simplicité et ses effets inattendus, si remarquables dans presque toutes les affections cutanées ; aussi bien chez les adultes que chez les vieillards et les enfants en bas âge.

Nous le répétons, nous proscrivons tout ce qui peut irriter la surface cutanée, et, selon nous, on peut toujours guérir une maladie de la peau sans faire de cautérisation et sans pratiquer l'épilation, comme on peut la guérir, sans bains et sans lavages. Nous ne défendons pas cependant un bain de propreté de temps en temps, mais il ne faut pas le répéter trop souvent si on veut obtenir un résultat rapide.

Nous croyons que l'emploi des bains est une erreur des temps les plus reculés ; nous les considérons comme tellement inutiles que nous les supposons avoir été inventés pour occuper l'esprit du malade.

Notre manière de faire pourra donner lieu à certaines critiques, qui, nous l'espérons, cesseront bien vite, si nos confrères veulent prendre la peine d'essayer franchement et loyalement notre méthode, que nous mettons du reste *gracieusement à leur disposition.*

La pommade que nous employons dans notre traitement, a pour base l'ergotine associée à un sel métallique; elle modifie, comme nous l'avons dit plus haut, d'une façon rapide et surprenante, l'état local dans les affections cutanées.

Nous nous sommes attaché surtout à rechercher un puissant modificateur de la constitution; nous rejetons, d'une manière générale, ces tisanes abondantes dont on abreuvait le malade, et les purgatifs drastiques dont on a fait un abus si considérable, qui fatiguent l'estomac et l'affaiblissent, en altérant les fonctions nutritives.

Nous avons composé un sirop dépuratif qui nous donne, depuis un grand nombre d'années, les plus brillants résultats. Ce sirop est un mélange de quelques sudorifiques, de quelques laxatifs et de sels alcalins; il est composé principalement d'extraits concentrés de salsepareille, de squine, de sassafras, de gentiane, d'aristoloche, de rhubarbe, d'anis et de séné avec addition de bicarbonate et d'acétate de soude, dans des proportions variables pour le sirop n° 1 et pour le sirop n° 2. Ce dernier convient surtout aux enfants et aux personnes affaiblies; souvent même nous y ajoutons un élixir reconstituant.

Les médicaments que nous venons de citer ont certainement été employés depuis longtemps et, s'ils n'ont pas donné tout le succès qu'on était en droit d'attendre, cela dépend des doses auxquelles ils ont été employés.

C'est à la suite d'une grande expérience que nous sommes parvenu à associer ces divers médicaments et à déterminer leur dose exacte.

Les nombreux succès que nous avons obtenus entre nos mains, aussi bien qu'entre celles de confrères distingués, la rapidité de la guérison de nos malades, nous sont un garant de l'excellence de la composition de nos préparations.

Si nous parvenons à convaincre nos confrères et à leur faire adopter notre méthode, nous serons satisfait et nous ne demanderons pas d'autre récompense.

L'association des substances qui composent notre sirop en fait un mélange agréable à prendre, convenant à toutes les constitutions même les plus délicates, et sous son action les fonctions digestives se font facilement, l'appétit est meilleur, et les garde-robes sont régulières, ce qui n'a pas lieu dans la plupart des autres traitements. De plus, il n'empêche pas ceux qui le pratiquent de s'occuper de leurs affaires intérieures et extérieures ; immense avantage, pour ces malheureux atteints d'eczéma ou d'ulcère variqueux des jambes, par exemple, qui sont si fréquents et auxquels on prescrit tous les jours un repos absolu, en leur disant que c'est le seul moyen de guérir.

Nous ferons remarquer que non seulement on ne les guérit pas, mais qu'on lèse leurs intérêts, en les empêchant de s'en occuper, ce qui n'a pas lieu avec notre traitement, puisque nous les engageons, au contraire, à continuer leurs occupations.

Nous conseillons en même temps un bon régime, en s'abstenant toutefois de ce qui est défendu (voir page 22). Ils peuvent manger des viandes rôties saignantes aussi bien que des viandes blanches, boire du vin aux repas, même du café noir, s'ils en ont l'habitude.

EXTRAIT

DE QUELQUES LETTRES DE FÉLICITATIONS ADRESSÉES PAR NOS CONFRÈRES

Les observations de guérison par notre méthode de traitement sont aujourd'hui extrêmement nombreuses. Elles portent, pour la plupart, le cachet d'une véritable authenticité, par les lettres que de nombreux confrères nous ont écrites, soit pour eux-mêmes, soit pour leurs malades. Nous ne fatiguerons pas les lecteurs par la reproduction intégrale de ces lettres, nous nous contenterons d'extraire de chacune d'elles une ou deux lignes des plus importantes.

— Le Dr B., rue de Copenhague, Paris, nous écrivait à propos d'un eczéma chronique, le 21 août 1890 :

Mon cher Confrère,

Votre traitement fait merveille. Veuillez m'adresser de nouveau, etc.....

— Le Dr L., de Nantes, nous disait dans une lettre datée du 3 février 1890 :

Monsieur et très honoré Confrère,

. . . .

Les quelques bouteilles que vous m'avez adressées m'ont rendu les plus grands services dans certains *eczémas chroniques* ayant résisté à toutes les médications dépuratives.....

— Le Dr L., d'Alençon, nous écrivait en date du 13 juin 1890 :

Mon cher Confrère,

. . . .

Votre traitement a fait merveille chez plusieurs de mes clients, et j'espère avoir souvent l'occasion de propager votre produit.....

— Le Dr V., de Bellegarde, en date du 13 février 1891, nous dit :

Le malade à qui j'ai prescrit votre traitement spécial pour un *pityriasis*, s'en trouve déjà bien. Il y a une amélioration très marquée.....

— Le Dr A., de Fumel, nous parlait de l'action de notre médication dans l'eczéma chronique, en ces termes :

J'ai fait usage, selon vos conseils, de votre sirop et de votre pommade autour des oreilles et sur le cuir chevelu. J'ai la satisfaction de vous annoncer que je vais beaucoup mieux. L'humidité des sillons auriculaires a disparu ; j'ai aussi moins de pellicules qu'autrefois.....

— Dans une lettre datée de Sclongey, le Dr Q. écrivait cette phrase significative et non équivoque, le 12 août 1890 :

J'emploie votre traitement avec le plus grand succès.

. . . .

— Lille, 14 août 1890.

Mon cher Collègue,

Je suis heureux de vous informer que votre traitement produit, chez un de mes patients, atteint d'eczéma et *d'ulcères variqueux*, un résultat des plus satisfaisants. J'espère bien que d'ici peu il sera complètement guéri.

. . . .

— Le Dr L., de Dormans, nous disait dans une lettre datée du 20 avril 1890 :

Mon cher Confrère,

Je suis heureux de vous apprendre que le petit enfant,

pour lequel vous m'avez envoyé la pommade et le sirop, est presque complètement guéri. La famille est enchantée.

. . . .

Il s'agissait d'un *eczéma impétigineux* depuis sa naissance.

— Acheux, Somme, 2 novembre 1890 :

Très honoré Confrère,

Employée dans un cas rebelle d'*eczéma chronique*, votre médication m'a réussi admirablement. Un traitement très court a suffi à faire disparaître cette affection, contre laquelle j'avais déjà essayé en vain plusieurs traitements réputés actifs..... Dr P.

— Le 21 mai 1890, le Dr T. nous écrivait d'Aubière :

Mon malade est très satisfait du traitement et il espère arriver à une guérison complète.....

— Le Dr P., médecin de l'hôpital d'Ajaccio, nous écrivait en date du 16 octobre 1890 :

Monsieur et honoré Confrère,

Je vous informe avec plaisir du résultat de l'usage de votre sirop et de votre pommade qui ont produit les meilleurs effets sur la femme et les enfants de M. D., atteints d'*eczéma chronique*.....

— Le 9 octobre 1890, le Dr C. nous écrivait de Mortagne :

..... Ma malade, atteinte depuis longtemps de *psoriasis*, se trouve très bien de votre excellent traitement.

. . . .

— Le 6 novembre 1890, nous recevions du Dr G., de Maretz, une lettre dans laquelle nous relevons le passage suivant :

J'obtiens toujours d'excellents résultats de votre préparation, et récemment j'ai pu guérir par votre traitement un *lupus* à son début.

— Le Dr C. nous écrivait de Tréport, le 26 octobre 1890 :

..... Je suis très satisfait de votre traitement qui m'a constamment réussi jusqu'ici, notamment dans un cas de *psoriasis invétéré* que je considérais comme incurable.....

— Dans une lettre du Dr J., de Cubjac, en date du 10 février 1890, nous trouvons le passage suivant :

Le malade que j'ai traité avec vos remèdes va beaucoup mieux. Un *eczéma* de la jambe, datant de deux ans, est à peu près guéri à l'heure actuelle.

— Le Dr D., de Toulouse, nous écrivait, le 13 juin 1890 :

J'ai traité par votre méthode plusieurs personnes atteintes d'*eczémas* rebelles à tous les autres traitements, et j'ai enregistré des succès constants.

— Le Dr F., de Montauroux, nous adressait, le 14 janvier 1890, la lettre suivante, dont nous citons seulement les premières lignes :

Mon cher Confrère,

Votre traitement a produit chez mon client les plus heureux effets ; il en est enthousiasmé et désire le continuer.....

Le malade était atteint de *psoriasis*.

— Un de nos confrères, de Monein, nous écrivait, le 16 mars 1890 :

Je suis heureux de pouvoir vous dire, mon cher et éminent Confrère, que votre médication a réellement des effets merveilleux. J'avais essayé, jusqu'à vous, pendant trois ou quatre ans, toutes les médications et je m'étais astreint aux régimes les plus sévères. J'avais fait plusieurs cures aux eaux thermales sulfureuses et arsenicales, et rien n'arrêtait la marche envahissante de ce maudit *psoriasis*. Encore deux mois de traitement, et j'espère être complètement débarrassé de cette terrible maladie, grâce à votre excellente médication.

— Le Dr L., de D.., nous écrivait, le 5 avril 1891 :

Très honoré Confrère,

. . . .

Je suis aujourd'hui parfaitement bien, et grâce à votre traitement suivi avec une exactitude extrême. Je suis délivré de cette agaçante maladie qui, depuis longtemps, faisait mon désespoir. J'avais épuisé tous les moyens indiqués par les maitres de la science, et sans résultat.

. . . .

— Cette dernière lettre est trop significative pour que nous n'en transcrivions pas la plus grande partie :

Monsieur et cher Confrère,

Le malade atteint d'un *psoriasis* des extrémités inférieures est votre très reconnaissant serviteur. Je vous autorise à publier ma guérison *urbi et orbi.* Cette maladie qui empoisonnait ma vie avait résisté aux traitements les plus divers. Le vôtre en a fait justice....

Dr C., d'A.

N. B. On comprend que nous ne divulguions pas le nom de notre confrère, malgré l'autorisation qu'il nous en donne.

— Le Dr B., de Vichy, nous écrivait, le 14 août 1891 :

Très honoré Confrère,

Je suis si surpris des résultats vraiment étonnants de votre médication et mes deux malades si heureux que je vous prie de m'envoyer une nouvelle provision. Je vais avoir avec vous une correspondance active, etc.....

— Le Dr P. de Marseille (Saint-Louis), en date du 25 août 1891, nous disait :

Malgré le peu de temps qui s'est écoulé depuis l'emploi de votre médication, je constate une réelle *amélioration* dans mon état, je suis persuadé qu'avec votre traitement et vos conseils j'obtiendrai une guérison complète.....

Mon cher Confrère,

Je suis enchanté de vous faire savoir que l'action bienfaisante de votre médicament n'a pas tardé à se faire sentir chez ma malade, atteinte d'eczéma, de prurigo (scrofulides) avec blépharo-conjonctivite, sa guérison ne se fera pas longtemps attendre, mes félicitations..

Dr G., à Valence-sur-Baise.

— Le Dr L., à Mirande, nous écrivait, le 7 août 1891 :

Très honoré Confrère,

Ma malade, femme de la campagne, se trouve très bien de ce traitement pour son sycosis, je ne doute plus de sa guérison.

Pour terminer, nous citerons quelques mots d'un malade reconnaissant, qui sont une des meilleures preuves de l'efficacité de notre traitement.

M. B., de Senlis, écrit à son docteur :

« Souffrez que je vous remercie de tout cœur de vos bons conseils, grâce auxquels j'ai dû de suivre un traitement aussi facile qu'efficace. J'associe tout naturellement dans mes pensées de gratitude, M. le Dr Lenormand, à qui vous pouvez transmettre mes plus sincères remerciements et félicitations pour l'efficacité vraiment merveilleuse de sa méthode de guérir les maladies cutanées. »

La communication faite en 1889, à l'Académie de médecine par M. le Dr Gombault, médecin des Hôpitaux, était basée sur quarante-huit observations d'affections cutanées, et l'illustre praticien faisait remarquer que la guérison des malades avait été obtenue plus rapidement avec notre traitement qu'avec les autres médications, que les malades avaient été revus depuis leur guérison, et que celle-ci se maintenait parfaitement.

Ces faits parurent si intéressants au Dr Gombault, qu'il pria l'Académie de médecine de nommer une Commission, dans le but de continuer les recherches sur ce nouveau traitement, paraissant appelé à rendre de grands services dans certaines formes d'affections cutanées. Les Docteurs Vidal et Bernier, médecins de l'hôpital St-Louis, furent désignés par le président de l'Académie et chargés de faire un rapport ; comme cela arrive souvent en pareil cas, on l'a déjà vu, le rapport n'a pas encore été fait, il est à craindre qu'il ne le soit jamais. Nous le regrettons vivement, il ne pourrait que justifier les faits que nous avançons.

RÉSUME

D'UN CERTAIN NOMBRE D'OBSERVATIONS

prises dans le service du Dr Gombault à l'hôpital Beaujon, par ses élèves et sous sa surveillance, et de plusieurs autres qui nous ont été communiquées par différents médecins du plus grand mérite, qui ont bien voulu essayer notre traitement.

---

1. — C..., 45 ans. — Sycosis de la joue gauche datant de dix ans. Ce malade venait tous les quinze jours à ma consultation de l'hôpital, en suivant le traitement Lenormand. Guérison complète en quatre mois. Revu depuis, pas de récidive.

---

2. — G..., 52 ans. — Entré à Beaujon le 20 décembre 1889. Eczéma chronique datant de sept ans sur la lèvre et les membres, peau épaisse, gercée, traité sans succès par diverses méthodes. Sorti le 13 janvier très amélioré. 26 jours.

---

3. — Ch..., 50 ans. — Entré à Beaujon le 16 décembre 1889. Eczéma aigu de la face et des oreilles datant de quinze mois, rougeurs, gonflement, suintement très abondant. Douleurs disparues le troisième jour. Guérison complète le 30 décembre au bout de quatorze jours.

---

4. — G..., 39 ans. — Arthritique. Entré à Beaujon le 25 avril 1890. Eczéma de toute la surface du corps, cuir chevelu, des joues, des oreilles, des cuisses. Mis en traitement le 26 avril. Sorti guéri complètement le 20 juin. Deux mois. L'affection a été rebelle, il avait du reste été soigné dans le service de M. Allopeau, de Saint-Louis, sans aucune espèce d'amélioration.

---

5. — T..., 44 ans. — Arthritique. Acné rosacea datant d'un an. Entré à Beaujon le 5 avril. Sorti complètement guéri le 12 mai. 37 jours.

---

6. — P,.., 47 ans. — Eczéma des mains et des pieds datant de 6 mois. Entré à Beaujon le 17 janvier. Sorti guéri le 6 février. 20 jours.

---

7. — V..., 36 ans. — Arthritique. Eczéma des mains datant de plusieurs mois. Entré le 2 février à Beaujon. Sorti le 16 février complètement guéri. 14 jours.

---

8. — C..., 38 ans. — Entré le 28 mars à Beaujon ; admis par erreur au pavillon d'isolement pour les érysipèles. Arthritique. Eczéma occupant les deux joues, le menton. Guéri complètement le 6 avril. 8 jours.

---

9. — R..., 28 ans. — Entré le 5 avril. Arthritique. Eczéma des deux jambes descendant jusqu'au cou de pied. Pommade et sirop. Le 8 avril, l'état s'est sensiblement modifié, les démangeaisons seules persistent. Le 25 avril il sort de l'hôpital complètement guéri. 20 jours.

---

10. — R..., 48 ans. — Arthritique entré le 29 mars à Beaujon. Eczéma de la face datant de trois ans. Sirop et pommade. Légère atteinte de rhumatisme articulaire subaigu. Le 6 avril, l'eczéma est complètement guéri, le 17 le malade va à Vincennes complètement débarrassé de son eczéma et de son rhumatisme. 11 jours.

---

11. — G..., âgée de 22 ans. — Atteinte depuis plusieurs années d'une affection cutanée déclarée Icthyose par un médecin de Lille et Pemphigus par un dermatologiste très en renom (qui avait promis la guérison). Fatiguée de ne pas l'obtenir elle va trouver le Dr Derodde qui veut bien nous consulter pour elle, comme il l'a fait pour tant d'autres. Nous la soumettons à notre trai-

tement sous la direction de notre confrère. Six semaines après elle était guérie. Nous devons ajouter qu'elle allaitait un enfant de quatre mois.

---

12. — L..., âgée de 15 ans. — Eczéma impétigineux du menton, du cou, nous est adressée par le Dr Letard, de Chelles. Guérison en vingt jours.

---

13. — C..., de Merlimont, âgé de 35 ans. — Eczéma des jambes avec plaies variqueuses datant de cinq ans. Beaucoup de traitements sans résultat. Soumis au nôtre sous la direction du Dr D..., de Lille, qui nous l'avait adressé, quarante jours après il ne restait plus de traces et le malade se servait de ses jambes comme s'il n'avait jamais rien eu.

---

14. — G..., à Bourneuil, âgé de 35 ans. — Sycosis de la barbe depuis trois ans, traité par l'épilation, les cautérisations, les lavages sulfureux. Le malade prétend même que les lavages ont aggravé son affection. Soumis à notre traitement, il obtient guérison en deux mois et demi.

---

15. — R..., quai Jemmapes, Paris, enfant de 7 ans. — Scrofuleux, abcès froids. Atteint depuis six ans d'eczéma impétigineux du cuir chevelu, des yeux et des

oreilles avec écoulement abondant. Soigné à Saint-Louis, à l'hôpital Trousseau et à l'Enfant-Jésus pendant dix mois avec le caoutchouc, les pommades, les glycérolés, etc., sans amélioration, l'enfant au contraire dépérissait de plus en plus. Nous le soumettons à notre traitement dépuratif et reconstituant, avec la pommade. Trois mois après il était guéri.

---

16. — C..., à Savigny-le-Temple, 15 ans. — Psoriasis héréditaire depuis huit ans. Nous est adressé par le Dr X..., de Soisy-sous-Cléolles. En traitement depuis six semaines, presque guéri.

---

17. — B..., de Grez, 18 ans. — Atteint depuis six mois de sycosis et d'eczéma contracté chez un coiffeur. Guérison en cinquante-cinq jours.

---

18. — M..., enfant de 5 ans, rue Loos, Paris. — Très nerveux. Eczéma généralisé depuis l'âge de 8 mois, avec démangeaisons atroces qui obligeaient à lui attacher les mains; la figure particulièrement atteinte le rend hideux. Traité à Saint-Louis pendant dix-huit mois par le caoutchouc, les pommades et les bains, pas d'amélioration. En traitement depuis deux mois, il n'est plus reconnaissable.

---

19. — B..., Montdidier, âgée de 30 ans. — Tempérament lymphatique et anémique. Eczéma fendillé des mains et de la face depuis douze ans, héréditaire. Soumise à notre traitement avec l'élixir reconstituant, elle guérit en moins de trois mois. Cette malade avait deux enfants, l'un de 17 mois, l'autre de 5 ans, atteints tous deux d'eczéma impétigineux de la face et du cuir chevelu. Guérison en quelques semaines.

---

20. — G., rue Rivoli, Paris, âgée de 66 ans. — Diabétique, eczéma avec prurigo des organes génitaux, du bas-ventre, des seins, depuis vingt ans. Cette malade, femme d'un pharmacien, a consulté tous les médecins spécialistes les plus en renom. Tous les traitements classiques ont été employés, elle n'a jamais cessé de suivre l'un ou l'autre; l'arsenic qu'elle a pris pendant des années a déterminé un état graisseux et des désordres du côté de l'appareil digestif, et toutes les fois qu'elle sortait des bains, qui lui ont fait, dit-elle, le plus grand mal, elle éprouvait des crises de cuisson et de démangeaison à la rendre folle. Soumise à notre traitement le 12 avril 1891, le 25 juin elle était guérie (67 jours).

---

21. — C..., Nanteuil (Oise). 38 ans. — Nous est adressé par le Dr Grenier, pour un sycosis de la lèvre supérieure datant de trois ans. Traité par l'épilation les cautérisations au nitrate d'argent, les pulvérisations à

l'acide borique, sans succès. Il est guéri en quelques mois par notre traitement, qu'il a suivi sous la direction de son médecin.

---

22. — B..., instituteur à Boissy-Fresnay. — Atteint de psoriasis rebelle aux traitements classiques. Guéri en cinq semaines par le sirop et la pommade Lenormand.

Dr X..., à Nanteuil.

---

23. — N..., à Meaux, âgée de 56 ans. — Atteinte depuis dix ans d'eczéma fendillé aux oreilles, à la face, au cuir chevelu, sur une grande partie du corps, qui a résisté aux traitements des divers médecins, dont les bains et les liqueurs arsenicales étaient la base. Guérison en deux mois par notre sirop et notre pommade.

---

24. — D..., instituteur à Saint-Georges-de-Montaigu, âgé de 53 ans. — Tempérament lymphatique. Atteint d'eczéma rubrum aux bras et aux jambes depuis quatre ans. Traité par les alcalins, l'arsenic, vaseline boriqué, etc., sans résultat. Guéri par notre traitement en quelques mois.

---

25. — V..., huissier à Granville, âgé de 40 ans. — Tempérament lymphatique et anémique ; depuis vingt-cinq ans, eczéma aux pieds, aux mains, à l'anus, hé-

réditaire. Guéri en quelques semaines avec notre sirop n° 2, l'élixir reconstituant et notre pommade.

---

26. — Delle T..., Marcoussis, âgée de 30 ans. — Tempérament lymphatique, nerveux, psoriasis héréditaire aux jambes, bras et jointures depuis son enfance. Elle a consulté douze médecins, plusieurs de Saint-Louis. Le Dr Guibout l'a soignée pendant trois ans consécutifs, pas de changement. Soumise à notre traitement, elle guérit en quelques mois. Depuis deux ans il n'y a pas eu de rechute.

---

27. — R..., à Héricy, âgée de 30 ans. — Lymphatique et anémique. Elle a eu il y a huit ans un pityriasis du cuir chevelu dont elle n'a jamais été bien guérie, et depuis trois ans un lupus de la face pour lequel elle est restée à Saint-Louis pendant trois mois (service...), traitée par l'emplâtre Vigo et créosoté, les cautérisations, etc., pas de guérison. Elle vient nous consulter le 18 juin 1890 pour la première fois, quatre mois après elle était guérie.

---

28. — O..., rue Labruyère, Paris. — Atteint d'eczéma généralisé depuis nombre d'années avec des démangeaisons intolérables l'obligeant à garder le lit ou la chambre. Traité par plusieurs médecins de ses amis et des plus en renom, pendant quinze mois sans beaucoup de résultat ;

l'un d'eux, son médecin traitant et médecin des hôpitaux, l'engage à suivre notre traitement, ce qu'il fait le jour même; le quatrième jour amélioration sensible, et six semaines après guérison. Plusieurs médecins de l'hôpital St-Louis ont été témoins de cette guérison.

---

29. — B..., rue des Appenins, Paris, âgé de 32 ans. — Tempérament lymphatique et anémique. Pityriasis avec eczéma du cuir chevelu datant de plusieurs années. Guéri par notre traitement en deux mois.

---

30. — C..., à Flins. — Atteint depuis trois ans d'eczéma au pied et à la jambe, plusieurs traitements sans résultat. Sirop et pommade Lenormand, guérison en cinq semaines. Dr X..., à Epone.

---

31. — P..., employé à la préfecture de la Seine. — Eczéma de la face et du cuir chevelu datant de quatre ans. Nous est adressé par le Dr Baudon de Nice, après avoir suivi divers traitements. Guéri en deux mois et demi.

---

32. — D..., de Bruxelles, 34 ans. — Depuis quinze ans, psoriasis guttata sur le corps, la figure, les mains, au cuir chevelu ; héréditaire. Cette maladie a résisté à

tous les traitements, aux eaux thermales de toute nature ; et au dire de plusieurs médecins spécialistes, elle était incurable. Elle nous fut envoyée par le Dr Petit, d'Aix-les-Bains, qui lui avait prescrit notre traitement. Guérison en neuf mois et constatée par le Dr Fort de Paris et trois médecins de Bruxelles.

---

33. — B..., facteur à la Clayette. — Eczéma très étendu, remontant à plusieurs années. Ce malade nous est adressé par le Dr Chevallier, qui a constaté sa guérison en quelques semaines, et celle de beaucoup d'autres.

---

34. — L..., à Saint-Maurin. — Depuis dix ans, eczéma à l'anus, aux organes génitaux, avec tendance à se généraliser. Traitements classiques essayés sans résultat. Engagé par le Dr Duhard de Toulouse, à suivre notre méthode, guéri en trente-cinq jours.

---

35. — R..., à Marly-le-Roi, 44 ans. — Eczéma du bas-ventre, des organes génitaux, de l'anus avec crevasses et hémorrhoïdes, depuis vingt-quatre ans, avec alternatives de mieux et de plus mal, mais depuis un an, aggravation considérable.

Bains d'amidon, mercuriels, sulfureux, pommades, tisanes, liqueur arsenicale, etc., rien n'a fait ; bien mieux, des manifestations se sont produites sur les muqueuses et ont engendré de l'asthme. Nous le soumettons à notre traitement au mois de février 1891, en lui prescrivant en même temps un élixir antiasthmatique, à la fin d'avril il était guéri de l'eczéma et de l'asthme.

Depuis, nous soignons sa dame, atteinte de lupus à la face, aux ailes du nez, qui étaient en partie détruites, et qui sont aujourd'hui cicatrisées et en pleine voie de guérison.

---

36. — D..., voyageur, âgé de 39 ans. — Atteint de sycosis de la barbe depuis 2 ans, traité à Saint-Louis sans résultat pendant 7 semaines, par l'épilation, bains de vapeur, pommade goudron, etc. Soumis à notre traitement avec la recommandation de ne pas laver les parties malades et de couper la barbe tous les deux jours avec des ciseaux courbes, il était complètement guéri au bout de trois mois.

---

37. — L..., boulanger, 48 ans. — Très robuste, est atteint depuis 12 ans d'un eczéma de la face, qui s'est étendu depuis quelques années au cuir chevelu, aux oreilles, au cou, en prenant la forme aiguë humide, avec sécrétion abondante. Cet homme a subi toutes sortes de traitements, il est resté 2 mois et demi à l'hôpital Saint-Louis, et en est sorti aussi malade qu'il y était entré. Il a été guéri en quatre mois par le traitement Lenormand. Depuis deux ans la guérison s'est maintenue.

Dr F..., de Paris.

---

38. — L..., de Dugny (Seine). — Enfant de 5 ans, chétif, engorgements ganglionnaires multiples ; lymphatisme. Atteint depuis 3 ans d'eczéma impetigineux du cuir chevelu, des oreilles, de la face, du cou et du dos. Hérédité du côté de la grand'mère. Le malade a subi plusieurs traitements; il a été soigné à l'hôpital Saint-Louis pendant trois semaines; on lui a mis une calotte en caoutchouc, on lui a prescrit des bains d'amidon tous les deux jours, avec pommade à la vaseline et à l'oxyde de zinc et de l'arsenic à l'intérieur. La maladie ne faisait que s'aggraver et l'enfant dépérissait. Guérison en deux mois et demi de traitement.

---

39. — L..., sellier, 40 ans. — Tempérament robuste, atteint depuis plusieurs années d'eczéma à l'anus avec fissures assez profondes, sans hémorrhoïdes, démangeaisons et cuissons très vives avec exacerbation le soir en se couchant. Pas d'hérédité.

Ce malade a consulté les Docteurs Besnier, Fournier et Vidal de Saint-Louis, qui ont prescrit : cataplasmes de fécule, bains gélatinés, pommade au zinc et à l'iodoforme, vaseline, suppositoire, rien n'y fait. En moins de deux mois avec notre traitement, ce malade a parfaitement guéri de l'eczéma et des fissures. La guérison date de 1884. Le malade est prêt à se montrer à tous les médecins qui en feraient la demande.

---

40. — C..., instituteur, demeurant rue des Entrepre-

neurs, Paris, 45 ans. — Tempérament lymphatique. Depuis six mois, après s'être fait raser chez un coiffeur, il a été atteint d'eczéma aigu humide de la face, avec sycosis de la joue gauche, qui a amené la chute de la barbe de ce côté, et laissé une induration qui persiste encore après la guérison. Ce fait est remarquable.

Cet homme avant cette inoculation, n'avait jamais eu de manifestation à la peau. Soigné pendant 4 mois à Paris et à l'hôpital Saint-Louis, il vient nous consulter avec une tuméfaction complète du visage. Y voyant à peine, il avait été obligé de suspendre ses cours qu'il reprit après huit jours de notre traitement.

Au bout de six semaines il était guéri. La maladie a été suivie pendant notre traitement par le Docteur Q.., qui le soignait avant nous.

---

41. — D..., 18 ans, élève au Lycée Saint-Louis. — Eczéma du cou depuis deux ans, avec propagation à la face depuis six mois. Traité par le Docteur Ollivier, médecin du Lycée, et par le Docteur Besnier, de Saint-Louis, sans amélioration ; le Docteur Gouilleux lui conseille notre traitement. Il le commence le 8 mai ; le 20 il nous écrit qu'il va beaucoup mieux et le 25 juin il écrit de nouveau en annonçant sa guérison (35 jours).

---

42. — L..., 10 ans. — Atteint d'herpès tonsurant depuis l'âge de huit mois, cet enfant nous est présenté

comme indigent, avec un certificat de la mairie de Melun, pour être soigné gratuitement. A notre première consultation nous constatons qu'il est chétif, malingre, et que tout le système ganglionnaire est enflammé. La tête est couverte de plaques arrondies ou ovalaires avec teinte grise bleuâtre et au milieu des petits tronçons de cheveux déchiquetés. De plus, ce malade a de l'eczéma aux oreilles, aux bras, aux jambes et sur le ventre. Il a suivi tous les traitements possibles, il est resté pendant cinq mois à l'hôpital de Melun, sans résultat. Chassé de toutes les écoles pour cette terrible affection et son état malheureux et repoussant.

Nous le soumettons à notre traitement et tous les six jours il vient nous consulter. Quatre mois après il est guéri et les cheveux sont repoussés. Depuis quatre ans il n'a pas eu de rechute.

---

43. — C..., 37 ans. — Eczéma humide des membres inférieurs, du scrotum, du pubis, depuis 12 ans, écoulement séreux abondant, pas d'hérédité. Il a souffert de misère et de privations. A subi un grand nombre de traitements sans amélioration. Sirop et pommade avec élixir reconstituant, régime fortifiant. Guérison au bout de quatre mois, depuis ce temps aucune récidive.

Il a eu deux enfants, un garçon bien portant, et une fille qui, à l'âge de dix mois, a été atteinte d'eczéma de la même nature que celui de son père. Soumise à l'âge de deux ans à notre traitement à dose beaucoup plus faible ; en six mois, elle a été complètement guérie. Aujourd'hui cette enfant a douze ans et se porte très bien.

---

44. — C..., 43 ans. — Lichen aux membres supérieurs et inférieurs avec prurigo aux mains. Arthritique, les articulations déformées depuis l'âge de douze ans. Cinq mois de traitement, guérison du lichen et du prurigo ; en même temps les roideurs articulaires ont presque disparu.

---

45. — Mme P..., 43 ans. — Débilitée, anémique. Eczéma fendillé des mains et des pieds datant de quatre ans. Traitement pendant quinze jours, l'amélioration était si grande que la malade le cesse. Elle retombe, reprend de nouveau le traitement et est guérie en quatre mois.

---

46. — Mme B..., 44 ans. — Très forte, atteinte depuis douze ans d'eczéma humide des jambes et du cou. Sécrétion abondante, démangeaisons, cuissons, varices profondes. L'iodure de potassium employé n'avait donné aucun résultat.

Guérison en cinq semaines.

---

47. R..., 58 ans. — Robuste. Eczéma variqueux des deux jambes depuis 22 ans. Jamais soigné. Guéri en

trois mois. On avait ajouté au traitement un lavage des plaies variqueuses avec une solution astringente de perchlorure de fer et d'ergotine.

---

48. — Charles L..., 50 ans. — Vigoureux. Eczéma aigu des membres inférieurs avec plaies variqueuses depuis quinze ans. Renvoyé de Saint-Louis comme incurable. Application des bandes de caoutchouc.

Guérison rapide, aucune récidive depuis quinze ans.

---

49. — B..., 30 ans. — Lymphatique et scrofuleux, tumeur blanche du genou gauche. Eczéma des doigts de pieds. Sycosis de la barbe.

Guéri en deux mois.

---

50. — A..., pharmacien, 35 ans. — Robuste. Psoriasis guttata héréditaire, des coudes, avant-bras, poitrine, dos, membres inférieurs. Guérison en trois mois. Ce malade avait été traité par un grand nombre de médecins.

---

51. — Charles L..., 41 ans. — Sycosis de la barbe, dont une partie est tombée ; pustules et tubercules suppurant abondamment, ganglions du cou engorgés.

Epilé plusieurs fois, pas de guérison. Tissus cicatriciels avec induration et déformation de la joue droite.

Trois mois de traitement. Guérison.

---

52. — Th..., 48 ans. — Eczéma du cuir chevelu et des oreilles, depuis dix ans rebelle à tout traitement. Soigné par MM. Guibout et Simonnet, de l'hôpital Saint-Louis, sans résultat.

Guéri en deux mois par notre traitement.

---

53. — Charles L..., 30 ans. — Lupus de la lèvre inférieure depuis six ans, avec tubercules rouges de la peau. Robuste, il a été épilé huit fois sans résultat à Saint-Louis.

Guéri complètement.

---

54. — A..., 54 ans. — Pemphigus datant de vingt-cinq ans. Guérison en six mois.

---

55. P..., 25 ans. — Sycosis de la barbe depuis quatre ans. Robuste, traité et épilé plusieurs fois sans résultat. Guéri par notre traitement en trois mois et demi.

---

56. — C..., 45 ans. — Acné de la face datant de dix ans. Rebelle à tous les traitements. Guérison complète en quatre mois.

Nous croyons qu'il est impossible d'accumuler plus de faits probants. Sans prétendre vouloir révolutionner la pathologie cutanée, nous voulons prendre ici le rôle modeste d'ajouter notre pierre à l'édifice, et nous espérons qu'on nous en saura gré tôt ou tard. Si la sincérité d'une opinion émise, si la conviction bien arrêtée d'être dans la vérité, peuvent tenir lieu d'éloquence et entraîner nos lecteurs, nous avons la persuasion de leur faire partager nos convictions.

C'est par milliers que nous possédons des observations de ce genre, et toutes plus concluantes les unes que les autres. Si elles ne suffisent pas à convaincre les confrères, qui n'ont pas encore essayé notre traitement, nous pouvons affirmer que c'est par habitude, et par esprit d'opposition à une découverte qui n'a encore pas suffisamment vieilli pour les esprits routiniers.

CONCLUSION

Nous avons cité dans le cours de ce travail plusieurs observations de jeunes soldats qu'on a été forcé de réformer pour cause d'affections cutanées plus ou moins généralisées. On a vu également que presque tous ces malades ont été rapidement guéris à la suite de l'application de notre traitement. Plusieurs médecins militaires du plus grand mérite ont eux-mêmes reconnu la puissance de notre méthode, et ils ont déclaré que, sans l'emploi de la médication préconisée par nous, ils auraient réformé des militaires qui ont admirablement guéri.

Il nous semble que M. le Ministre de la Guerre, si juste et si bienveillant, trouverait un certain avantage, vu le peu de frais qu'entraîne notre traitement, à l'introduire dans les Hôpitaux militaires, où les médecins traitants, nous en avons la certitude, lui feraient un accueil favorable.

Notre méthode de traitement, que nous avons exposée plus haut, est des plus simples, elle peut être expérimentée par tous les hommes de l'art, et nous avons la certitude absolue de son entier succès.

C'est dire que, prescrire dans les Hôpitaux militaires l'essai de notre traitement, serait rendre un vrai service à la patrie en utilisant un certain nombre de bras jugés inutiles, qui représentent tous les ans plusieurs centaines d'hommes et généralement ce sont des sujets très robustes.

L'Assistance publique elle-même trouverait un immense avantage dans la pratique de notre médication, et d'après les véritables formules que que nous sommes disposé à lui donner et même à faire exécuter sous les yeux d'une commission désignée à cet effet.

Nous savons que certains médecins de l'hôpital Saint-Louis ont cherché à faire préparer notre sirop et notre pommade avec les formules déposées à l'Académie ou rapportées par divers journaux de médecine. Il est inutile de dire que ces formules ont été tronquées et sont loin d'être exactes; aussi, les produits obtenus ne ressemblant en rien aux nôtres, ont fait dire à quelques confrères, et bien à tort, que les doses n'en étaient pas applicables.

Si, comme nous aimons à l'espérer, l'Assistance publique ne s'inspirait que de ses intérêts et de celui de ses malades, elle n'hésiterait pas à demander que l'essai de notre méthode soit fait dans ses hôpitaux. Combien de malades qui séjournent des mois, même des années entières à l'hôpital, pourraient être renvoyés dans leur famille après quelques semaines de traitement ! Songe-t-on à l'économie considérable que ferait l'administration, surtout si on calcule le peu de frais qu'entraîne notre médication ?

Il est fort à craindre que nous n'ayons à lutter contre l'esprit de routine qui nous entoure et nous ronge. Il y a encore des gens qui pensent qu'on ne peut rien produire de sérieux si l'on ne possède pas un caractère officiel. Nous connaissons de grands esprits qui ne partagent pas cette manière de voir, et tout récemment encore, en lisant un article de ce maître si grand et si libéral, M. Jules Simon (*le Temps*, 17 juin 1891), nous étions frappé de la justesse de ces paroles : « Il peut y avoir, à côté des professeurs officiels, des maîtres plus habiles qui n'ont pu, faute de place vacante, entrer dans les concours. Ce n'est pas toujours par défaut de place qu'ils en sont exclus ; ils peuvent l'être par esprit de système, ou de coterie. C'est rendre service aux élèves, et dans certains cas, à la science, que de leur donner la parole. »

Que de vérités en peu de mots ! Malgré les phrases éloquentes de notre éminent maître, il est à craindre qu'il n'en soit longtemps ainsi.

F. LENORMAND

Médecin-Spécialiste, à Melun.

TABLE DES MATIÈRES

TROYES. — IMPRIMERIE MARTELET
101, Rue Thiers, 101

TROYES
IMPRIMERIE MARTELET, 101, RUE THIERS

www.ingramcontent.com/pod-product-compliance
Ingram Content Group UK Ltd.
Pitfield, Milton Keynes, MK11 3LW, UK
UKHW022119190726
13855UKWH00003B/956